TINA A. COOPER

Ciclo Benessere

LA PELLE

La migliore amica del nostro corpo

Come mantenere una pelle sempre giovane e
luminosa con metodi naturali ed efficaci

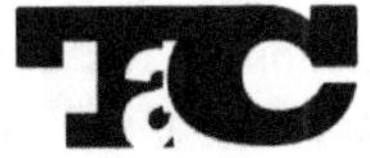

Pubblicazione: Tina A. Cooper
Realizzazione copertina: Tina A. Cooper

Ciclo Benessere:

- *La Pelle* - La migliore amica del nostro corpo
- *Fitness e Benessere* - Migliora la tua forma fisica e il tuo benessere per diventare una persona migliore
- *Terza Età* - Come migliorare la mobilità, la stabilità e l'equilibrio

Premessa

Ogni essere umano, o meglio ogni vertebrato esistente è ricoperto esteriormente da quello che la scienza definisce l'organo più esteso del corpo. Non è solo questo. Per l'essere umano, la pelle rappresenta la sua identità, la sua apparenza, ciò che lo distingue. Rivela la sua età. È come un vestito che lo ricopre; un vestito elastico e resistente che si rinnova di continuo ma che con il passare degli anni si logora. Ha una funzione di scudo contro le avversità esterne, come batteri patogeni e sostanze nocive. Grazie alle ghiandole sudoripare, la pelle umidifica il nostro corpo mantenendone costante la temperatura. Una vera e propria guardia del "corpo".

Oggi, uomini e donne sono sempre alla ricerca più disperata di una soluzione che permetta alla loro pelle di mostrarsi sempre giovane nel tempo, concentrandosi maggiormente su quella del viso che è la parte del corpo esposta ventiquattrore su ventiquattro, quella che tutti vedono e che tutti giudicano. Come può la pelle del viso combattere quotidianamente gli agenti esterni che la aggrediscono, contrastare smog, inquinamento, o anche semplicemente liberarsi dall'eccesso di sebo e cellule morte che lo stesso organismo produce? Tanti problemi possono avere tante soluzioni. Tra queste possono essercene di semplici o complesse, economiche o costose; il punto è che il nostro impegno nel curare e salvaguardare la nostra pelle ci porterà sicuramente a un beneficio, che si tradurrà in una pelle più sana e più giovane.

Questo "manuale informativo" vuole essere una guida per chi vuole trarre benefici direttamente dalla nostra dispensa, utilizzando prodotti genuini e naturali che sono un toccasana per la nostra pelle.

1

Esfoliazione

La superficie più esterna della pelle, a volte, può apparire opaca e spenta, se non addirittura ruvida. Uno dei motivi principali è sicuramente la patina di cellule morte che la ricopre, dovuto a un processo naturale dell'epidermide e che in certo senso serve come maschera protettiva contro gli agenti esterni negativi. A molti, quindi, verrà da chiedersi: perché eliminare questa maschera se ci protegge? Per due buoni motivi. Le cellule che si trovano negli strati più profondi subiscono continuamente trasformazioni, si formano cellule nuove e man mano quelle vecchie vengono spinte verso la superficie dove, a contatto con l'ambiente, si appiattiscono e muoiono. Quando questo strato protettivo di cellule morte diminuisce o viene eliminato attraverso l'esfoliazione, avviene un processo stimolante che porta le cellule degli strati più bassi a produrre nuove cellule per originare un nuovo strato protettivo. Il vantaggio dell'esfoliazione quindi è proprio questo: oltre a rendere il viso più colorito e luminoso, stimola le cellule a rigenerarsi di continuo contribuendo a un sistema vitale e funzionale. Ma cos'è l'esfoliazione e come praticarla? Altro non è se non il processo di pulizia che ha come scopo quello di "levigare" la cute liberandola dalle cellule morte depositate in superficie. È un'azione utile per tutto il corpo, ma i consigli che seguono sono riferiti in particolare al viso. In commercio esistono molti prodotti adatti a questo tipo di pulizia, ma la natura ci insegna che spesso la soluzione è sotto i nostri occhi, proprio alla nostra portata o addirittura nella nostra cucina. Potremmo aver bisogno di una soluzione rapida per risolvere il problema, ed ecco che proprio dalla nostra cucina ci vengono in soccorso prodotti che sono perfetti per la nostra pelle, con effetti anche migliori rispetto ai prodotti in commercio.

Ecco dieci dei migliori alimenti che possiamo utilizzare per esfoliare e al tempo stesso nutrire la nostra pelle.

1. Fragole

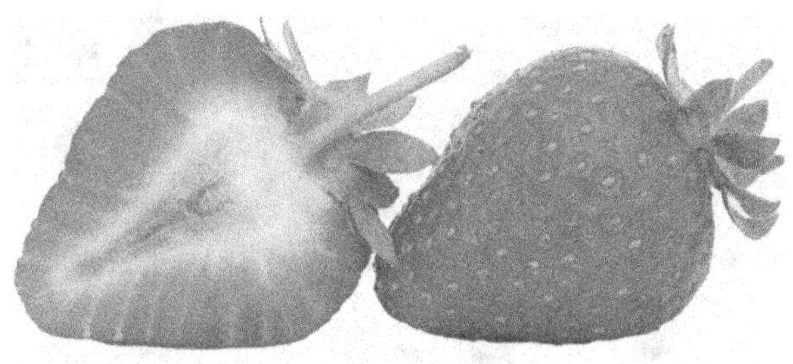

È un frutto che si trova solo in alcuni periodi dell'anno, e possiamo approfittare proprio di questo periodo per regalare al nostro viso una pelle più fresca e colorita. È ricca di antiossidanti, vitamina C e flavonoidi. Proprio la vitamina C favorisce la produzione di collagene, una proteina essenziale che previene le rughe e rafforza i capillari.

Ci sono due semplici modi per applicare le fragole sul viso. Un modo è affettarle e metterle sul viso come una maschera. Un altro metodo è quello di strofinare le fragole su tutta la superficie della pelle. Lavorando come un antiossidante, le fragole si sbarazzeranno di qualsiasi impurità ed eccesso di sebo, e tutto si tradurrà in una pelle luminosa e rinfrescata.

2. Uova

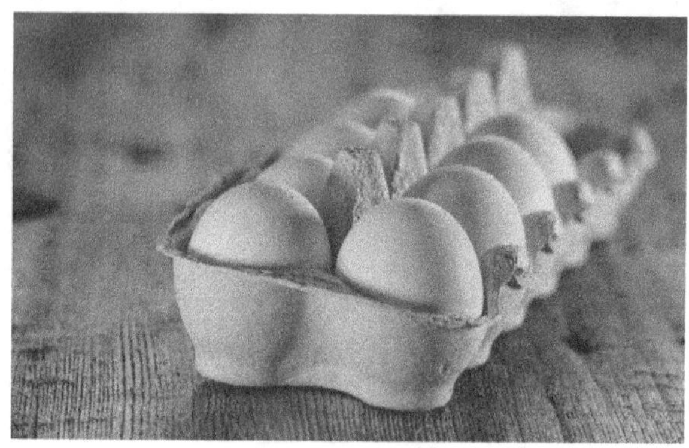

L'uovo è un alimento ricchissimo di proprietà nutrizionali, tanto da assicurare l'origine di una vita, quindi non manca proprio niente. Il tuorlo abbonda di vitamine del gruppo B, di carotenoidi e vitamina D essenziale per le ossa, la pelle e i capelli. È ricco di acidi grassi insaturi, ferro, fosforo e calcio.

L'albume ha un numero minore di vitamine e sali minerali ma una consistente quantità di proteine. Le uova garantiscono una ricca fonte di luteina, una sostanza che aiuta a mantenere la giusta idratazione ed elasticità della pelle. Si può utilizzare l'uovo intero che offrirà alla pelle maggiore idratazione e nutrimento di quanto lo farebbe il solo bianco. Gli albumi hanno la proprietà di restringere i pori aiutando a ottenere una pelle più soda.

Tutto quello che si deve fare è montare l'uovo intero o solo l'albume e, con l'aiuto di un pennellino applicare l'emulsione sul viso pulito. Si formerà una semplice maschera da tenere in posa per una ventina di minuti, dopo di che si lava via con acqua tiepida. Se il tipo di pelle è molto grassa, si può aggiungere all'albume un cucchiaio di farina. Questa maschera regola il pH naturale e riduce la formazione di sebo.

L'albume è anche un ottimo antinfiammatorio e può essere utilizzato come rimedio per le borse sotto gli occhi. Basta applicarlo tramite un cotton fiocc e lavarlo via dieci minuti dopo.

Per una pelle molto secca si può adottare una soluzione molto semplice: aggiungere a un tuorlo d'uovo alcune gocce di limone e un cucchiaio di olio d'oliva, meglio se extravergine in quanto ricco di vitamina A, vitamina E e polifenoli.

3. Bicarbonato di sodio

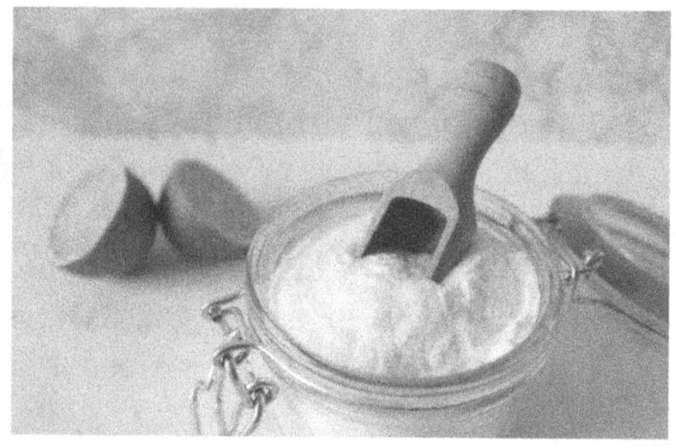

Il bicarbonato di sodio è uno dei modi migliori e più economici per sbarazzarsi delle cellule morte sul viso. I migliori risultati si ottengono sulla pelle appena pulita. Si strofina delicatamente il viso per dieci minuti con un impasto a base di bicarbonato di sodio e qualche goccia di limone, da allungare con acqua distillata q.b. Si ha un effetto purificatore e disinfettante, e l'azione stringente del limone tonifica la pelle ed *essicca* eventuali brufoli presenti. Dopo il trattamento si consiglia di stendere una crema lenitiva ed emolliente per attenuare il rossore causato dal movimento esfoliante.

4. Succo di limone

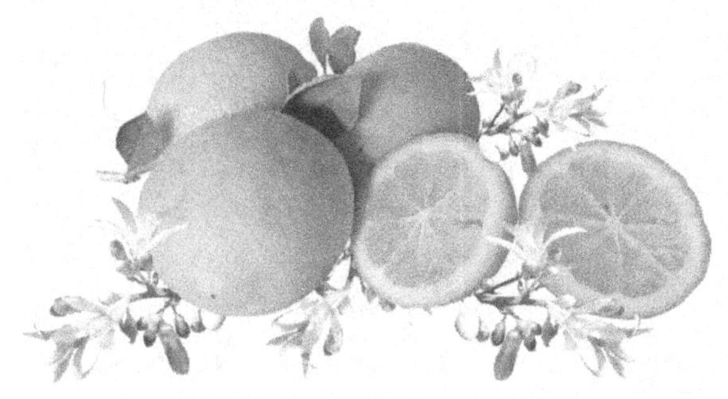

Il succo di limone è un importante ingrediente da aggiungere a qualsiasi maschera. Grazie ai suoi preziosi nutrienti, illumina la pelle, restringe i pori e, non solo deterge, ma riduce la formazione di sebo sul viso. È ricco di vitamina C, calcio, magnesio e potassio. Si può applicare in aggiunta a una qualsiasi maschera oppure aggiungendo il succo di un limone a un vasetto di yogurt bianco e tenere in posa sul viso per 10 minuti. È un ottimo detergente che, una volta risciacquato, lascerà il posto a un viso fresco e radioso.

La vitamina C e l'acido citrico, che nel limone è presente in altissime dosi, svolgono un'azione rigenerante per la pelle affetta da macchie scure dovute all'età o all'azione solare. Si può usare una soluzione di due cucchiai di succo di limone in cui è stato disciolto un pizzico di zucchero e in poche settimane si possono notare già i primi risultati.

Proprio a causa dell'azione un po' aggressiva dell'acido citrico, si consiglia di utilizzare questo alimento a giorni alterni ed evitare l'esposizione al sole subito dopo l'uso.

5. Miele

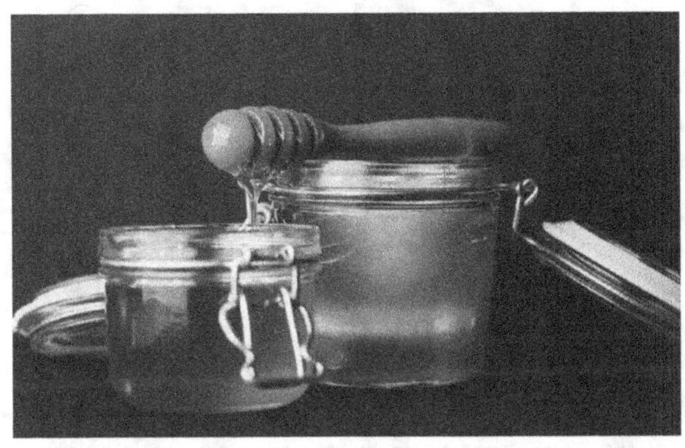

Il miele è un bene prezioso prodotto in modo del tutto naturale dalle api all'interno degli alveari. È ricco di sostanze nutritive e vitamine del gruppo B, C, E e K. Si è rivelato essere un alleato formidabile in quanto emolliente, inoltre idrata e trattiene l'acqua donando elasticità alla cute. Oltretutto, grazie alle sue proprietà antibatteriche e antisettiche dovute al perossido di idrogeno, contenuto in piccole quantità, purifica la pelle grassa senza il rischio di renderla secca. Il miele può essere applicato da solo o miscelato con un'altra maschera. Per le pelli grasse, ad esempio, può essere amalgamato alla maschera di albume descritta in precedenza, rendendola così ancora più ricca ed energizzante. Allo stesso modo può essere unito alla maschera di tuorlo per le pelli secche, donando maggiore nutrimento e la giusta idratazione.

6. Banane

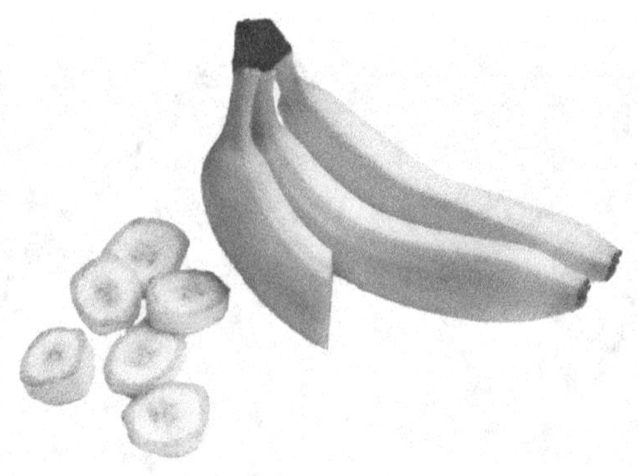

È il frutto più ricco di potassio per eccellenza e si presta benissimo come perfetto complice della nostra pelle.

Le banane più mature, soprattutto quelle annerite che non mangeremmo mai, sono quelle che sicuramente funzionano meglio, e avremo peraltro un ottimo motivo per non buttarle. Possono esfoliare notevolmente la pelle opaca e offrire una carnagione più luminosa. Idratano e sono perfette per tutti i tipi di pelle.

È sufficiente schiacciare la polpa con una forchetta e, a seconda del tipo di pelle, aggiungere limone o miele se la pelle è rispettivamente grassa o secca. La poltiglia ottenuta va stesa sul viso massaggiando delicatamente, dopodiché si lascia in posa per circa venti minuti. Trascorso il tempo di posa si sciacqua via con acqua tiepida.

Oltre all'effetto esfoliante, questo tipo di maschera, grazie proprio alla presenza del potassio, cura e previene problemi legati alla pelle come acne, rughe, psoriasi e verruche.

Gli effetti si possono intensificare grazie anche all'uso della buccia di questo miracoloso frutto. Nel caso, ad esempio di brufoli o verruche, la buccia di banana va usata come un impacco da poggiare direttamente sulla zona da trattare, va fermato con una garza o un cerotto se la zona è molto piccola, e tenuto in posa per alcune ore, meglio se tutta la notte. Il problema si dovrebbe risolvere entro una decina di giorni. La buccia di banana è anche un ottimo lenitivo contro le punture di insetti; in questo caso è sufficiente strofinare l'interno della buccia sulla parte arrossata per ottenere un beneficio immediato.

7. Avena

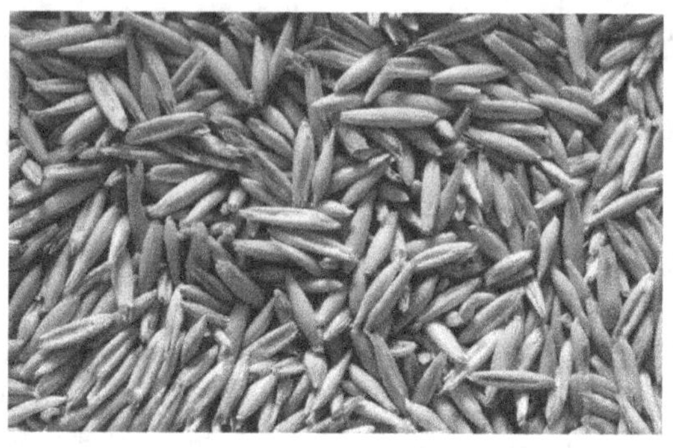

L'avena è un cereale prezioso che dona alla nostra pelle un vero e proprio effetto seta. Vanta proprietà benefiche nei confronti di prurito, arrossamenti, screpolature soprattutto nelle pelli secche; e ancora proprietà cosmetiche idratanti, esfolianti e nutrienti. L'avena possiamo sfruttarla in due modi: utilizzando direttamente i semi, la farina, o i fiocchi d'avena. I semi e i fiocchi d'avena vanno ridotti in polvere e miscelati, nella quantità di due-tre cucchiai, insieme a latte o yogurt, quest'ultimo rigorosamente bianco magro, con l'aggiunta di un cucchiaino di miele. Gli ingredienti vanno mescolati fino a raggiungere una crema abbastanza densa da applicare sul viso. Dopo circa mezz'ora si sciacqua il viso con acqua tiepida. Questo tipo di maschera, grazie alla sua proprietà idratante, può migliorare la pelle secca e bruciata dal sole.

8. Yogurt:

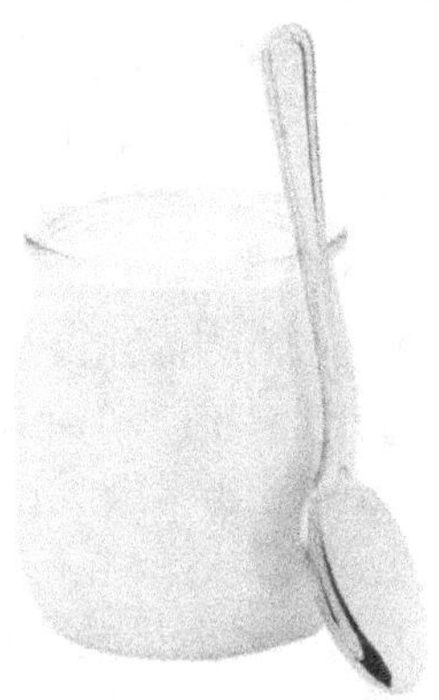

L'acido lattico contenuto nello yogurt è un esfoliante naturale che attiva la rigenerazione cellulare lasciando la pelle brillante e idratata.

Le proprietà nutritive dello yogurt, a livello alimentare, sono note a tutti. È una fonte importante di vitamine del gruppo B, soprattutto la vitamina B12 che contribuisce alla formazione dei globuli rossi e a mantenere in salute il sistema nervoso. Ricco di calcio, lo yogurt è un latticino essenziale per il mantenimento delle ossa e dei denti, ma la presenza di altri minerali, come potassio, zinco, magnesio e fosforo, lo rende un alimento pregiato.

Dal punto di vista estetico, lo yogurt rende la pelle luminosa, in quanto stimola la circolazione sanguigna. Fare uno scrub con yogurt e sale libera i pori preparando la pelle all'assorbimento della crema idratante. Sono sufficienti un vasetto di yogurt bianco e un paio di cucchiai di sale grosso. Si massaggia sul viso umido con movimenti circolari, evitando forti pressioni, poi si procede al risciacquo concludendo con una buona crema idratante. Gli effetti sono subito visibili. Lo yogurt è anche un utilissimo struccante da usare in alternativa ai prodotti commerciali. Si aggiungono tre gocce di olio di mandorle dolci a due cucchiai di yogurt bianco. Aiutandosi con un dischetto di ovatta, si passa l'emulsione sulla zona da struccare, dopodiché si procede al risciacquo.

9. Mandorle

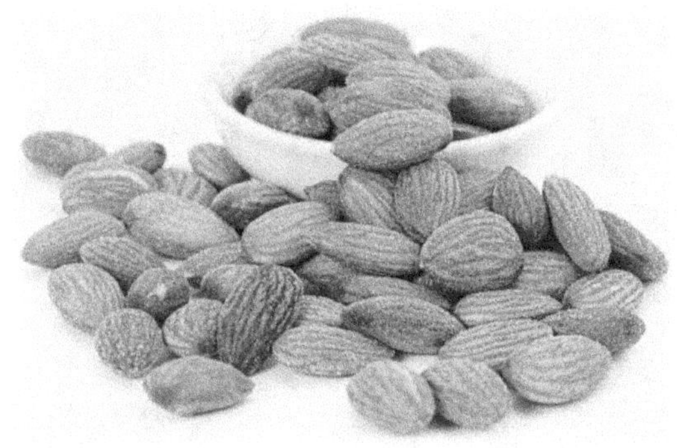

Come l'avena, anche le mandorle riescono a dare il loro contributo per una pelle sana e ben nutrita. Possono essere tritate fino a ridurle in polvere o si può usare direttamente la farina di mandorle per preparare una pasta cremosa da massaggiare sul viso. La polvere ottenuta dalle mandorle si emulsiona con la giusta quantità di olio di oliva, fino a ottenere una crema non troppo liquida né troppo densa. Si massaggia con movimenti circolari per alcuni minuti, poi si risciacqua il viso e si completa con la crema idratante.

Si consiglia di macinare molto finemente le mandorle se si desidera fare uno scrub al viso, in quanto questa è una parte del corpo molto delicata e facilmente irritabile. Per altre zone del corpo più resistenti, come ad esempio i talloni, si può lasciare la polvere più granulosa e ottenere una crema più abrasiva, che donerà a queste zone una pelle più liscia e morbida.

10. Olio d'oliva

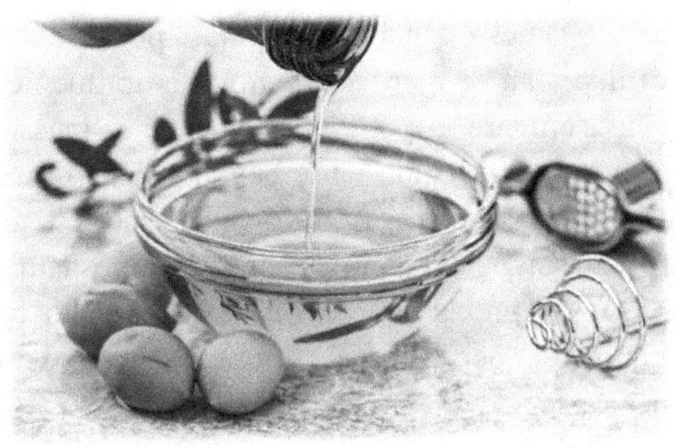

L'olio d'oliva è l'alimento per eccellenza che dona ricchezza e nutrimento alla nostra pelle, è un ottimo idratante per il viso e un prezioso alleato per emulsionare qualsiasi tipo di crema. Può avere un odore forte, ma si può correggere lasciando in infusione erbe aromatiche e profumate, come lavanda, gelsomino, mughetto o, meglio ancora, bucce di limone.

Per lo scrub, basta aggiungere un cucchiaio di zucchero (preferibile lo zucchero di canna) a due cucchiai di olio di oliva. Dopo aver ottenuto una miscela cremosa, si applica sul viso e si strofina delicatamente con movimenti circolari. Poi si sciacqua la pelle con acqua tiepida.

L'olio d'oliva è un ottimo idratante per il viso e per il corpo. Per evitare che lasci la pelle unta, si possono applicare poche gocce di olio d'oliva dopo aver sciacquato la pelle con acqua tiepida. I pori si dilatano, quindi diventano super assorbenti. Naturalmente non bisogna asciugare la pelle del viso, ma si massaggia l'olio direttamente sulla pelle bagnata. Dopo qualche minuto di massaggio, il tutto viene perfettamente assorbito lasciando la pelle morbida, luminosa, ma non unta. Questo procedimento può essere usato anche dopo la doccia per idratare e ammorbidire il resto del corpo.

2

Olio di canapa per una pelle viva.

Se la tua pelle ha bisogno di rivitalizzazione, l'olio di canapa è un ottimo alleato. Viene estratto dalla pianta di canapa e sono molti i benefici che la nostra pelle sperimenterà valendosi di questo prezioso alimento. È un olio naturale e sta rapidamente diventando un rimedio popolare per la nostra cute.

Vantaggi e qualità dell'olio di canapa

L'olio di canapa ha molte qualità sorprendenti che, al giorno d'oggi, hanno contribuito a spingerlo al top dei regimi di cura della pelle. Sì, oggi la nostra pelle è più stressata a causa del fuggi fuggi quotidiano, più contaminata a causa dell'inquinamento. Se applicato esternamente sulla pelle, o preso internamente attraverso delle capsule, la salute della nostra cute sarà sicuramente in buone mani. I semi di canapa danno un olio di alta qualità, anche se l'olio può essere estratto dall'intera pianta.

I semi contengono il 75-80% di acidi grassi polinsaturi, e il 9-11% di acidi grassi saturi. Questo è un rapporto estremamente importante, poiché gli acidi grassi polinsaturi sono benevoli e necessari, e spesso sono carenti nelle nostre diete moderne.

Rimedio per la pelle secca

Possiamo considerare l'olio di canapa un ottimo lubrificante che idrata a fondo lo strato superiore della pelle. Basta strofinare l'olio di canapa sulla pelle secca e screpolata per avvertire già un immediato sollievo. Tuttavia, il contenitore dell'olio di canapa non va tenuto in bagno tra gli effetti personali poiché si rancida rapidamente. Va conservato in un luogo buio e fresco, meglio se in frigorifero.

Sebbene l'olio di canapa possa essere usato da solo, è un'ottima aggiunta a creme, lozioni e altri idratanti per la pelle. Si possono comprare prodotti già a base di olio di canapa, o lo si può aggiungere alla lozione o crema preferita. Basta aggiungere la quantità di olio che si desidera, agitare o mescolare e usare come d'abitudine.

La dose quotidiana di olio di canapa.

L'olio di canapa è un olio che può essere consumato anche per via alimentare. Ha un sapore leggermente noccioloso e può essere usato nelle cotture a fuoco basso. È anche una piacevole aggiunta per condire l'insalata, l'hummus o amalgamare salse come il pesto. Inoltre, aggiunge un delizioso aroma alle zuppe. Va unito però alla zuppa solo dopo aver terminato la cottura, a meno che non stiamo cuocendo la zuppa a bassissima temperatura.

Alcune tra le vitamine contenute nell'olio di canapa sono le vitamine A, C, E e beta-carotene. Questo prezioso olio è ricco anche di calcio, magnesio, fosforo, potassio e zolfo. E, come accennato in precedenza, la sua grande quantità di acidi grassi polinsaturi lo rende una fonte di grassi sani per la pelle, per il cervello e per tutto il corpo.

Benefici per la pelle

La nostra pelle ci ringrazierà per aver permesso all'olio di canapa di far parte dei nostri piatti e della nostra routine di bellezza. È un potente anti-infiammatorio: aiuta a combattere la devastazione originata da alcuni processi infiammatori che turbano profondamente l'aspetto della nostra pelle. L'olio di canapa riduce l'aspetto arrossato e infiammato della pelle, donandoci un colorito moderato e sano.

L'olio di canapa non ostruisce i pori, a differenza di altri oli. In realtà aiuta a sbloccarli. Protegge la morbidezza, l'elasticità e la barriera idrica della pelle. Se si è affetti da eczema o psoriasi, l'olio di canapa può essere la risposta giusta per questo tipo di problemi.

Quello che è certo, è che questo prezioso olio non è una moda che va e viene. È un olio con molti benefici che promette un successo duraturo. Se siamo alla ricerca di una spinta per la salute della nostra pelle, non abbiamo bisogno di guardare oltre.

3

Scrub: lo zucchero, prezioso alleato.

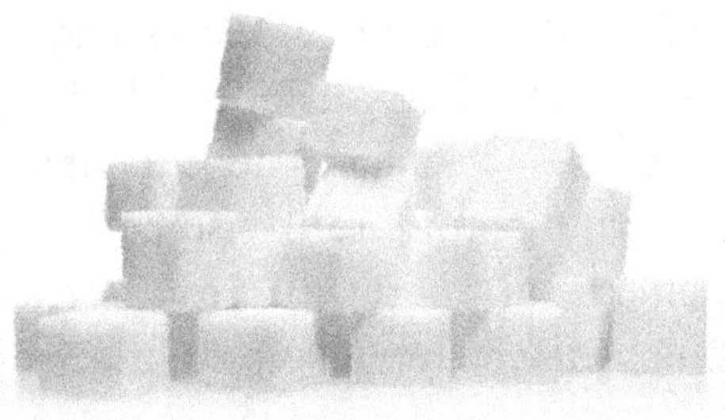

La maggior parte di noi ha bisogno di ridurre lo zucchero nelle nostre diete. Ma quando si tratta di scrub per il viso, lo zucchero è un ingrediente altamente favorevole. È un ottimo esfoliante che aiuta a spazzare via le vecchie cellule morte dell'epidermide e a esporre quelle più nuove e più sane. Attira anche l'umidità attraverso i pori ed è una forma di alfa-idrossiacido che permette anche il ricambio cellulare.

Ci sono molti tipi di scrub a base di zucchero che si possono fare per il viso, che sono facili e non richiedono tempo. Alcuni di questi promettono una luminosità salutare.

Scrub all'olio di cocco

In mezza tazza di zucchero di canna amalgamare 1/4 di tazza di olio di cocco e qualche goccia di estratto di vaniglia. Mescolare e applicarne un cucchiaio sul viso con le dita, facendo attenzione a non spingere troppo e danneggiare la pelle più sensibile del viso. Dopo un lieve massaggio, sciacquare delicatamente con un panno caldo e poi spruzzare il viso con acqua fredda per permettere ai pori di restringersi. Questa preparazione ha anche un buon profumo.

Scrub lenitivo a base di zucchero, avena e camomilla.

Questa è una miscela rilassante per chi vuole dedicare al viso una cura amorevole in più. L'avena ammorbidisce la pelle e la camomilla è nota per le sue proprietà calmanti. Basta mescolare 1/2 tazza di zucchero di canna con 1/4 di tazza di olio d'oliva, qualche cucchiaio di avena e qualche cucchiaio di camomilla. Mescolare insieme e applicare l'impacco sul viso, quindi lasciarlo agire per alcuni minuti prima di risciacquare.

Scrub al geranio

Unire 1/2 tazza di zucchero di canna con 1/4 di tazza di olio di canapa e qualche goccia di olio essenziale di geranio. L'olio essenziale di geranio è noto per le sue proprietà di prevenzione nei confronti dell'acne e aiuta a regolare la produzione di sebo. L'olio di canapa, come abbiamo detto, è un olio che non intasa i pori della pelle, ma che in realtà funziona nel modo opposto, provvedendo a sbloccarli. Lo zucchero di canna rimuove delicatamente le cellule morte per rivelare quelle più sane al di sotto della cute.

Scrub alla lavanda per rimuovere le cicatrici.

Mescolare 1/2 tazza di zucchero di canna con 1/4 di tazza di olio di cocco, svuotare una capsula di vitamina E, e alcune gocce di olio essenziale di lavanda. Ognuno di questi ingredienti svolge un ruolo importante nel rimuovere le cicatrici dal viso, sia che siano causate da acne o altri traumi.

L'olio di cocco ha proprietà curative, la vitamina E è nota per la cicatrizzazione delle lesioni sulla pelle, e la lavanda aiuta a rigenerare le cellule.

Scrub al limone anti-età

Prendere 1/2 tazza di zucchero di canna e mescolare con ¼ di tazza di olio extravergine di oliva, 1 cucchiaino di olio di argan e alcune gocce di olio essenziale di limone. L'olio d'oliva contiene polifenoli e acido oleico, che aiutano a combattere l'invecchiamento della pelle.

L'olio di argan ha alti livelli di vitamina E, e una buona quantità di saponine, sostanze che agiscono riducendo i livelli di colesterolo e trigliceridi nel sangue, mentre in questo caso aiutano ad ammorbidire la pelle e ridurre l'aspetto invecchiato. L'olio essenziale di limone è un naturale tonico, che dona al viso una luminosità naturale. Si deve tenere presente, però, che l'olio essenziale di limone pressato a freddo è fototossico, il che significa che si deve evitare un'eccessiva esposizione al sole prima di quarantotto ore dal suo utilizzo.

Non è necessario quindi spendere tanto su costosi scrub per il viso che peraltro possono contenere sostanze chimiche e altri additivi non necessari. Perché comprare lo scrub allo zucchero, quando si può facilmente realizzarlo in casa e adattarlo alle esigenze individuali della propria pelle?

4

Come le verdure migliorano l'aspetto della pelle

Mangiare molte verdure è un modo semplice ed economico per migliorare l'aspetto dell'epidermide. Verdure diverse possono avvantaggiare la pelle in molti modi, quindi bisogna scegliere saggiamente. Le verdure sono ricche di fibre naturali che non dovrebbero mancare mai sulla nostra tavola perché regolano le funzioni fisiologiche del nostro organismo. Inoltre, la fibra, gonfiandosi nello stomaco, provoca un senso di sazietà, portandoci a mangiare decisamente meno. Le verdure sono ricche di preziose vitamine e sali minerali indispensabili per la corretta funzione di tutti gli organi del nostro corpo e per contrastare l'azione dei radicali liberi, responsabili di alterare la struttura delle membrane cellulari portando all'invecchiamento in maniera più precoce.

Ecco alcuni dei vantaggi che si possono ottenere da otto tipi di verdure, scelte tra quelle che hanno maggiori proprietà nutritive.

1. Patate dolci, zucchine e zucche invernali.

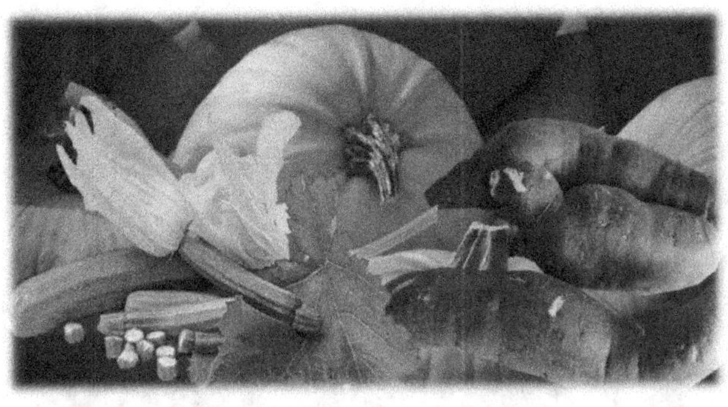

Tutte e tre queste verdure forniscono gli stessi miglioramenti alla nostra pelle. Solo mangiandole, migliorano l'aspetto della carnagione. Il beta-carotene, pregiato antiossidante, si trova nelle patate dolci e nella zucca, ed è uno degli ingredienti principali che aiuta a risanare i danni provocati dai raggi ultravioletti del sole. Le patate dolci, la zucchina e la zucca contengono la vitamina A e preziosi antiossidanti. La vitamina A è necessaria per mantenere la pelle sana e rigenerata, gli antiossidanti invece rallentano l'invecchiamento delle cellule. Quindi, queste verdure non solo fanno parte di ricette gustose, ma alla loro bontà si affianca la fortuna di avere a portata di mano un rimedio prodigioso per la nostra bellezza.

2. Avocado

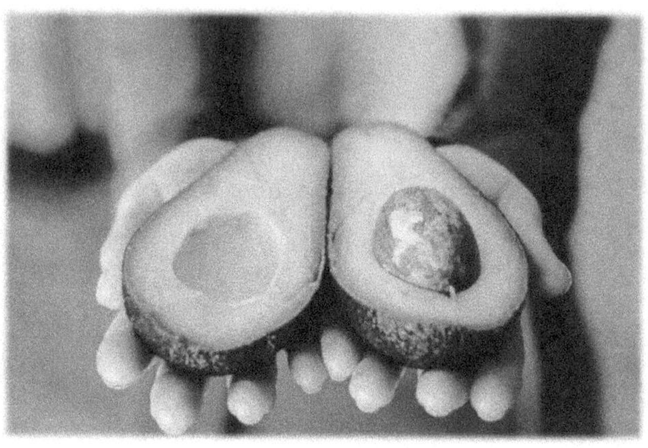

L'avocado contribuisce a combattere qualsiasi infiammazione della pelle. Contiene oli naturali e grassi benevoli. Questi ultimi possono migliorare la qualità della pelle eliminando qualsiasi processo infiammatorio anche dai muscoli sottocutanei. È ricco di calcio e potassio, migliora la salute dei capelli e degli occhi. Ha un'azione benefica sul cuore e il cervello grazie all'*acido oleico*, un acido grasso che fa parte dei grassi monoinsaturi e che si trova anche nell'olio di oliva.

La parte commestibile del frutto è costituita da acqua e fibre, e questo è uno dei motivi principali per cui viene consigliato nelle diete: si raggiunge in breve tempo un senso di sazietà, soprattutto se mangiato prima di un pasto principale.

3. Carote

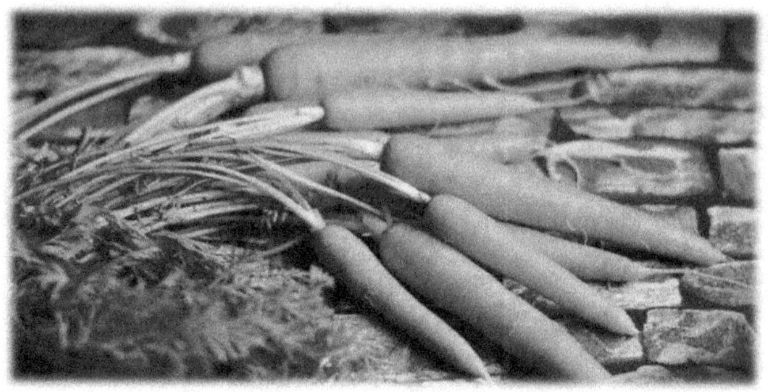

Mangiare le carote può fornire alla nostra pelle una protezione solare naturale. Il beta-carotene contenuto in grandi dosi nelle carote può stimolare il nostro corpo alla formazione del collagene, una sostanza proteica presente nelle ossa, nelle cartilagini, nei legamenti, nei tendini, nei capelli e in qualunque zona del nostro corpo dove ci sia del tessuto connettivo. Il beta-carotene, inoltre favorisce la rigenerazione delle cellule. Le carote sono preziose alleate dell'estate: non solo favoriscono un'abbronzatura naturale ma fanno da scudo contro i raggi dannosi del sole grazie al betacarotene che stimola la melanina. Non per ultimo, migliora la vista, soprattutto quella notturna grazie a una concentrata presenza di vitamina A.

4. Spinaci

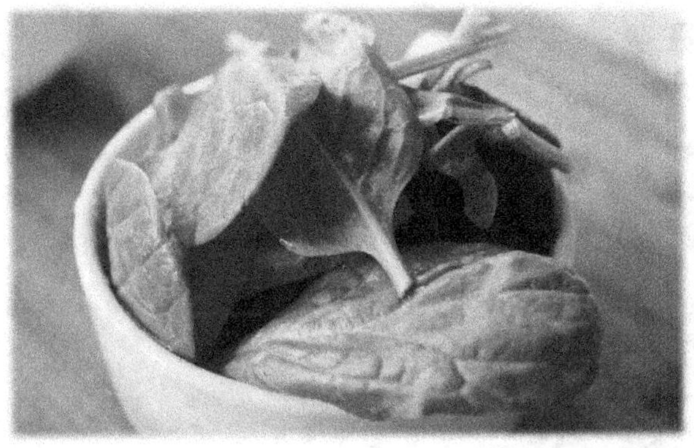

Gli spinaci contengono un lungo elenco di vitamine benefiche per il nostro corpo. Molte di queste vitamine sono utili al nostro sistema corporeo in quanto lo aiutano a funzionare in modo ottimale, ripristinando qualsiasi danno cellulare e fornendo sostanze nutritive alla pelle. Sono utili soprattutto per la salute degli occhi, muscoli, cuore e intestino. Gli spinaci sono molto ricchi di ferro ma contengono anche *l'acido ossalico* che, legandosi a questo prezioso minerale, ne impedisce l'assorbimento. Per ovviare a questo problema si consiglia l'integrazione di vitamina C, mangiando ad esempio degli agrumi dopo un bel pasto a base di spinaci o consumarli con aggiunta di limone.

5. Peperoni

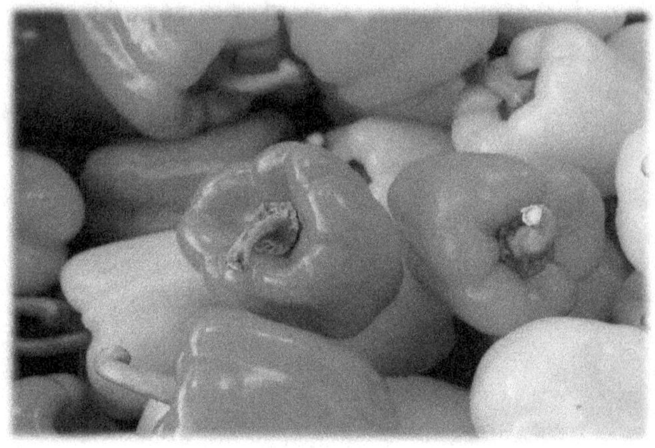

Queste verdure contengono un alto livello di vitamina C, fino a quattro volte superiore alla quantità presente negli agrumi. La vitamina C contenuta nei peperoni aiuta la nostra pelle a restare più giovane, ma non solo: incrementa la resistenza alle infezioni e, come detto poc'anzi, favorisce l'assorbimento del ferro. Un pasto ricco di ferro, a sua volta, facilita l'assorbimento della stessa vitamina C. Quindi è bene associare alimenti che siano ricchi di queste due sostanze per beneficiarne al massimo.

I peperoni hanno anche un effetto diuretico grazie alla presenza di potassio e carotene, mentre la vitamina C e la vitamina A possono prevenire la formazione dei radicali liberi, i colpevoli per eccellenza del processo di invecchiamento.

6. Asparagi

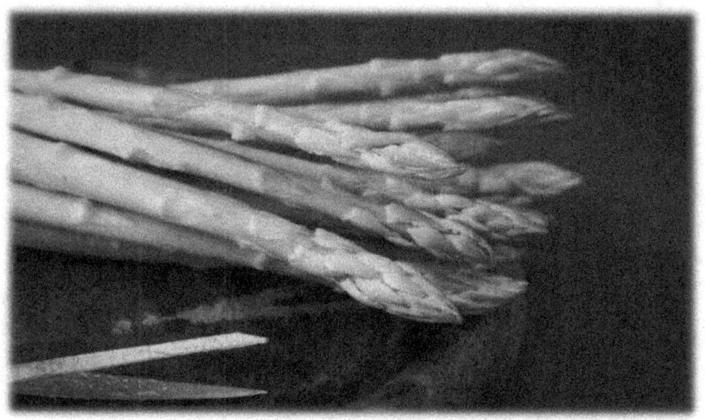

L'applicazione di un battuto di asparagi può essere utilizzata per pulire la pelle, asciugare le ferite ed è un ottimo rivale dell'acne. Contiene innumerevoli vitamine: la vitamina A, le vitamine del gruppo B, vitamina C, E e K. Gli asparagi si distinguono nell'ambito alimentare per le proprietà diuretiche e antiossidanti, grazie all'*asparagina*, un amminoacido dall'effetto diuretico che è responsabile anche del forte odore dell'urina, e al *glutatione*, un potente antiossidante. Grazie a queste caratteristiche diuretiche, gli asparagi favoriscono la depurazione del nostro organismo e l'eliminazione dei liquidi in eccesso, portando così a un conseguente abbassamento della pressione arteriosa. Si possono quindi definire un buon alleato di chi soffre di ipertensione, mentre migliorano anche la circolazione sanguigna.

Non essendo un alimento che si trova spesso sulle bancarelle dei fruttivendoli, gli asparagi possono essere assunti sotto forma di tintura madre o di compresse. L'alimento fresco, invece, si può utilizzare in svariate ricette oppure, una volta tritato e filtrato, può essere unito ad altri ingredienti per preparare una maschera facciale. Una volta ottenuto il succo di due asparagi, si unisce a un cucchiaio di argilla, succo di limone e mezzo cucchiaio di olio di oliva fino a ottenere un impasto della densità giusta per essere spalmato. Se troppo denso si diluisce con succo di limone. Dopo circa un quarto d'ora di posa si risciacqua con acqua tiepida.

Lo scarto degli asparagi, ossia i gambi duri non commestibili, sono preziosi, perciò si raccomanda di non buttarli. Se ne può fare un decotto da consumare lontano dai pasti per un'azione diuretica e disintossicante, utile soprattutto dopo un lungo periodo di intossicazione da alimenti sbagliati o farmaci. Si immergono i gambi in acqua fredda e si portano a bollire a fiamma moderata per alcuni minuti. Una volta spento il fornello si lasciano in infusione per altri dieci minuti e il decotto è pronto.

7. Cavoletti di Bruxelles

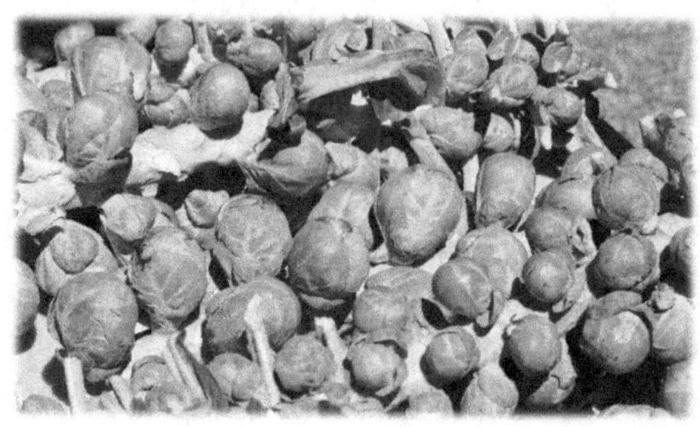

Nutrirsi di queste verdure donerà alla pelle luminosità e brillantezza. I cavoletti di Bruxelles contengono nutrimento che aiuta a mantenere la salute e il colorito naturale della pelle. Gli antiossidanti contenuti nei cavoletti di Bruxelles possono anche aiutare a prevenire il cancro dell'epidermide e qualsiasi altro tipo di lesione come l'acne.

L'idratazione si verifica anche quando si consumano i germogli che rendono la pelle più fine e levigata. Includere i germogli nella nostra dieta aiuterà la rigenerazione della pelle, e la porterà a una guarigione più rapida di eventuali ferite sulla sua superficie.

Includendo i germogli nella dieta quotidiana, inoltre, si ottiene un effetto benefico a livello delle macchie cutanee, come possono essere le lentiggini, schiarendole notevolmente.

I cavoletti di Bruxelles favoriscono la rimozione delle tossine dal nostro corpo, le quali rendono la pelle opaca e spenta. Infine, contengono un ingrediente noto come la *silice*, che può ricostruire e rigenerare i tessuti connettivi della pelle. L'elevata quantità di fibra li rende utili a chi soffre di stipsi in quanto regolarizza il transito intestinale. Questi piccoli ortaggi hanno anche proprietà antianemiche grazie al contenuto di vitamina C e ferro. Infatti, come abbiamo visto in precedenza, l'una favorisce l'assorbimento dell'altro. La presenza di vitamina K, infine, migliora la salute delle ossa ed è indicata soprattutto per chi ha problemi di coagulazione del sangue.

8. Cetrioli e sedano

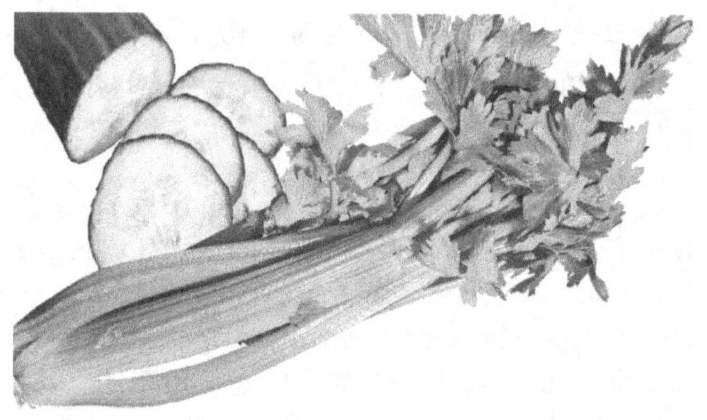

Sia i cetrioli che il sedano, oltre ad essere ortaggi ipocalorici, sono composti per il 95% di acqua, quindi essenziali per idratare la pelle secca. La silice si trova in entrambi questi vegetali, ed è noto come questa sostanza aumenti l'elasticità della pelle. La loro caratteristica principale è quella di depurare l'intestino grazie all'attività diuretica e disintossicante. Sgonfiano la pancia e sono coadiuvanti nel prevenire i calcoli renali. Inoltre sono validi alleati contro l'ernia iatale e l'ipertensione. Dal punto di vista topico, le fette di cetriolo sono un toccasana per borse e occhiaie, attenuano il fastidio provocato dalle ustioni e sbiadiscono le macchie sulla pelle.

Ricapitolando

Come le verdure aiutano la nostra pelle?

* Mangiare verdure può cambiare in meglio il colorito e il tono della nostra pelle.

* Un'alimentazione ricca di questi alimenti aiuta a prevenire l'intasamento dei pori dal sebo, conseguenza dell'acne.

* Le verdure agiscono come uno scudo protettivo contro diversi tipi di cancro.

* Questi preziosi alimenti ci rendono più forti contro le infezioni.

* Per concludere, le verdure sono preziosi alleati contro l'invecchiamento grazie all'elevata quantità di antiossidanti.

5

Come trattare il piede d'atleta in modo naturale.

Il piede d'atleta, o *tigna del piede*, è un'infezione micotica molto fastidiosa, e spesso chi ne è affetto esita anche a parlarne. È una forma di *tricofitosi* che colpisce la pelle tra le dita, soprattutto degli sportivi, in particolare chi frequenta ambienti caldi e umidi come piscine e palestre. È una forma contagiosa e si trasmette attraverso piccoli frammenti cutanei che si staccano dalla parte lesa. Una delle maggiori cause è l'umidità che si accumula tra le dita dei piedi per via della sudorazione, ma incidono anche le basse difese immunitarie, scarpe molto strette con assenza di traspirazione e la cattiva abitudine di camminare scalzi in luoghi pubblici, come i bagni o le docce delle palestre. Tuttavia non c'è ragione di continuare a soffrirne. Provando uno o più di questi metodi naturali, ci si può liberare del piede d'atleta in pochissimo tempo e senza ricorre a medicinali o prodotti chimici.

1. Olio dell'albero del tè

L'olio essenziale dell'albero del tè, o *tea tree*, è una sostanza sorprendente che ha proprietà antifungine, antimicotiche e antinfiammatorie, il che la rende un'ottima prima scelta per il trattamento del piede d'atleta. Basta versare diverse gocce su un batuffolo di cotone e strofinare delicatamente sulla zona interessata. Conviene farlo al mattino appena svegli e la sera prima di andare a letto dopo un'accurata detersione. In poco tempo si noterà un grande miglioramento

2. Estratto di semi di pompelmo

Questo è un altro grande rimedio topico. Si applica in maniera energica tra le dita dei piedi e l'area circostante. Ripetere due o tre volte al giorno. L'estratto di semi di pompelmo può anche essere assunto internamente come terapia complementare, per affrontare il fungo dall'interno. Si diluisce aggiungendolo all'acqua o al succo stesso del pompelmo quando lo si beve; quest'ultimo metodo è preferibile in quanto l'estratto ha un sapore molto amaro.

3. Bicarbonato di sodio

Il bicarbonato di sodio è un agente antifungino che elimina i batteri, e ciò lo rende un rimedio molto efficace per il piede d'atleta. Versare il bicarbonato di sodio in una ciotola e aggiungere una quantità d'acqua necessaria per farne un impasto. Applicare la pasta di bicarbonato di sodio su tutto il piede, in particolare sulla zona interessata. Effettuare un lieve massaggio sulla pelle, quindi risciacquare e asciugare. Questo è anche un modo rilassante per terminare una lunga e faticosa giornata, quando i piedi sono gonfi e stanchi.

4. Yogurt

Lo yogurt è un altro rimedio facile e a portata di mano. Assicurarsi di utilizzare yogurt semplice, non zuccherato, contenente batteri acidofili. Si applica al piede e si lascia riposare finché non si asciuga, dopodiché si procede con il risciacquo.

5. Aglio

Questo rimedio, anche se la cosa non aggrada, deve essere preso per bocca. L'aglio ha proprietà sorprendenti: è un antibatterico e antimicotico, ed è anche un antibiotico naturale. Questa combinazione lo rende un potente strumento per combattere il piede d'atleta e non solo.

Basta schiacciare uno spicchio d'aglio in un bicchiere, quindi aggiungere circa un cucchiaio di miele e acqua a sufficienza per berla in pochi sorsi. Farlo per due volte al giorno e si vedrà la differenza in un breve lasso di tempo. A causa dei suoi effetti antibiotici, assicurarsi di prendere un probiotico di alta qualità mentre è in corso questo trattamento, al fine di reintegrare i batteri buoni nell'intestino.

6. Aria fresca e luce solare

C'è qualcosa che la luce solare non possa curare? Il piede d'atleta è una di quelle situazioni in cui la luce del sole è sicuramente d'aiuto. Supponendo che il clima e il periodo dell'anno lo consentano, sarebbe un'ottima abitudine prendersi del tempo ogni giorno per esporre i piedi nudi alla luce del sole. Togliere quindi le scarpe e camminare a piedi nudi. Questo dà ai nostri piedi il tempo di respirare, mentre la luce del sole agisce in modo curativo. L'aria fresca consente ai piedi di rimanere puliti e senza sudore, il che è importante per sbarazzarsi del fastidioso problema.

Il piede d'atleta, oltre a essere un disturbo, è anche antiestetico, ma può essere curato attraverso l'uso di questi trattamenti naturali e non invasivi. È una condizione imbarazzante, è vero, ma provare alcuni di questi rimedi non costa nulla, e veder recuperare l'ottima forma dei nostri piedi, sicuramente non ha prezzo. In breve tempo saremo pronti per i sandali e la spiaggia.

6

I limoni nella routine di bellezza

I limoni hanno un gran numero di proprietà che li rendono perfetti complici nella routine di bellezza quotidiana. Ci sono un certo numero di qualità che possono migliorare il nostro aspetto senza sostanze chimiche aggressive. Ecco sei modi in cui puoi incorporarli nelle ricette quotidiane di bellezza.

1. Zucchero

Il limone può essere usato per realizzare una cera naturale fatta in casa. Combinando 4 parti di zucchero e 1 di limone, si otterrà una ceretta adatta alla rimozione dei peli del corpo. Si scaldano gli ingredienti in una pentola a fuoco lento per circa dieci minuti a partire dalla prima ebollizione, mescolando di tanto in tanto. Lasciare raffreddare il composto per 15 minuti o finché non sarà tiepido. Ricavarne alcune palline, manipolarle finché il colore ambra scuro non diviene più chiaro e la consistenza più elastica. A questo punto posizionare la ceretta sulla zona da trattare e tirare nella direzione opposta dei peli; ripetere il procedimento fino a rimuoverli tutti.

2. Risciacquo ai capelli

I limoni possono ridurre l'untuosità dei capelli e renderli più lucenti. Quando si utilizza il succo di limone sotto la doccia, si può addirittura saltare lo shampoo. Mentre si è sotto la doccia (assicurarsi che l'acqua sia tiepida) versare circa 2 cucchiai di succo di limone sul palmo della mano e massaggiare lentamente i capelli. Lasciar trascorrere circa un minuto prima di risciacquarli.

3. Aspetti naturali

Il succo di limone è un modo biologico per ottenere riflessi naturali. Inoltre, è sicuramente più economico che andare in un salone di bellezza. È un metodo, però, molto più efficace per chi ha i capelli più chiari.

4. Scrub al limone

Il limone è un ottimo alleato per il nostro viso, ma è altrettanto buono da usare anche sul resto del corpo. Lo scrub a base di limone e sale ha dimostrato di aiutare a combattere la depressione poiché il dolce profumo dei limoni allevia i sintomi dello stress. Non si dovrebbero usare scrub a base di sale tutti i giorni perché sono un po' ruvidi e aggressivi, ma usarli una volta alla settimana sarebbe l'ideale.

Per questo scrub, servirà scorza di limone, sale kosher e olio di mandorle dolci. Unire i tre ingredienti in un barattolo ben chiuso e agitare. Per ottenere i migliori risultati, prelevate lo scrub dal barattolo con un cucchiaio invece che con le dita in modo che eventuali grassi sulla punta delle dita non si mescolino allo scrub.

5. Tonico al limone e cetriolo

Usare il limone come un tonico naturale è un ottimo modo per ottenere una pelle fresca e priva di brufoli. Tutto quello che bisogna fare è unire 4 cucchiaini di succo di limone, 4 cucchiai di acqua fredda e le fette di 1 cetriolo in un frullatore. Dopo aver triturato il tutto si filtra il composto con un colino e si raccoglie la parte liquida in un barattolino di vetro a chiusura ermetica. In alternativa si possono riunire tutti gli ingredienti in barattolo aggiungendo anche fette di limone e lasciar riposare qualche giorno in frigo. Applicare il tonico sul viso pulito con un batuffolo di cotone, tamponando delicatamente. Si conserva in frigo per qualche settimana.

6. Scrub viso biologico

Il succo di limone ha proprietà antibatteriche, motivo per cui si dice che abbia la capacità di combattere l'acne. Questo scrub viso funziona molto bene sulla pelle grassa e non è così aggressivo come potrebbero essere determinati prodotti chimici. Serve del succo di limone appena spremuto, fiocchi d'avena tritati e acqua. Si mescolano gli ingredienti in una ciotola e si massaggia il contenuto sul viso per circa 30 secondi, quindi risciacquare con acqua tiepida.

7

Metodi naturali per la pelle secca

La pelle secca può rappresentare un fastidioso problema. E a volte è molto difficile trovare un rimedio, che si tratti di una lozione, una crema o un trattamento per risolvere questa spiacevole *seccatura*. Fortunatamente ci sono alcuni straordinari rimedi naturali che possono essere d'aiuto. Eccone dieci scelti tra i migliori.

1. Olio d'oliva

L'olio d'oliva, come abbiamo già visto, è ottimo per idratare la pelle. Tamponare una piccola quantità di olio d'oliva su tutte le zone più asciutte della cute, sia del viso che del corpo. Massaggiarlo bene in modo che la pelle possa beneficiare delle grandi qualità idratanti dell'olio d'oliva e insistere nei punti di maggior secchezza. Per sbarazzarsi di zone estremamente disidratate, fare degli impacchi di olio di oliva e lasciarli agire per un'intera nottata.

2. Olio di cocco

L'olio di cocco è un ottimo sostegno per la pelle perché è ricco di nutrienti e contiene proprietà emollienti naturali. Ciò significa che è possibile ottenere la massima quantità di umidità e la migliore copertura.

3. Miele

Il miele è un buon idratante in quanto la sua consistenza appiccicosa e le qualità antibatteriche aiutano ad alleviare qualsiasi infiammazione, nutrendo al tempo stesso la pelle.

Il miele può essere usato da solo o con un altro rimedio da cucina per la pelle secca. Se usato come detergente, strofinare una piccola quantità di miele naturale su tutta la superficie della pelle disidratata. Per i migliori risultati, applicare usando le dita o un batuffolo di cotone. E se usato come maschera facciale, lasciarlo agire per 15-30 minuti.

4. Yogurt

Lo yogurt è ricco di acido lattico, ottimo per esfoliare la pelle, stringere i pori e stimolare la produzione di collagene. L'acido lattico è necessario per rimuovere la pelle secca e squamosa dal corpo e sostituirla con una pelle più liscia.

Si applica la mattina, coprendo la superficie del viso con lo yogurt e massaggiando, quindi rimuovere con acqua fredda. La sera prima di andare a letto, la pelle può beneficiare di una maschera idratante, ottenuta mescolando yogurt naturale e miele.

5. Latte

Come lo yogurt, anche il latte contiene acido lattico. L'acido lattico, come detto poc'anzi, elimina le cellule morte rendendo la pelle idratata e fresca. Le aree secche della pelle vengono idratate in profondità grazie al contenuto di grassi nel latte. Dopo l'applicazione, fatta con un batuffolo imbevuto, assicurarsi di risciacquare bene.

6. Aloe Vera

L'aloe vera è uno dei metodi migliori per trattare la pelle secca e squamosa. Si consiglia di estrarre il gel direttamente da una foglia vecchia di almeno tre anni, appena raccolta in quanto mantiene intatte tutte le sue proprietà; in caso contrario conservare in frigo per breve tempo in un barattolo ermetico coperto con un foglio di alluminio. La luce e l'aria sono nemiche di questo prezioso gel, il quale si ossida facilmente perdendo tutte le sue proprietà. Per un'azione idratante si preleva il gel interno e si massaggia direttamente sulla cute fino a completo assorbimento. Per una maschera idratante si può procedere in questo modo: per pelli grasse, si amalgama il gel a qualche goccia di limone e si massaggia sul viso, si lascia in posa 5 minuti e poi si risciacqua. Per pelli secche, si mescolano in una ciotola due parti di gel di aloe, una parte di olio d'oliva e la polpa di un cetriolo. La poltiglia così ottenuta si applica sul viso e si lascia riposare per quindici minuti, dopodiché si procede a rimuoverla con acqua tiepida. È inutile dire che in campo topico l'aloe è un rimedio prezioso per qualunque situazione. Oltre a idratare la pelle, ravviva i capelli, lenisce le scottature, allevia il fastidio causato dalle punture di insetti, le irritazioni da rasatura e previene rughe e smagliature.

7. Sale

Se la pelle secca provoca prurito, uno scrub al sale potrebbe essere un ottimo sistema per ottenere sollievo. Il modo migliore per usarlo è al momento del bagno. Durante il bagno, basta strofinare il sale su tutte le zone di secchezza. Lo sfregamento del sale aiuterà a rimuovere le cellule morte della pelle, riducendo anche l'infiammazione. Dopo lo scrub, però, bisogna aver cura di sciacquare bene la zona trattata e liberarla dai residui di sale. Come è noto il sale ha anche l'effetto opposto, ossia quello di disidratare, per cui, dopo un profondo risciacquo è bene spalmare la zona con i rimedi idratanti che stiamo conoscendo in questo manuale di bellezza.

8. Farina d'avena

La farina d'avena è uno tra i migliori ingredienti che si possa usare per il trattamento della pelle secca. Se si osservano i componenti di una lozione commerciale, si noterà che la farina d'avena viene spesso indicata come una parte essenziale di essi. Si può provare a cuocere la farina d'avena con acqua e, una volta raffreddata, applicarla sulla pelle.

9. Avocado

L'olio di avocado è ricco di vitamine, tra cui le vitamine A, E e D. Queste vitamine contribuiscono a detergere e idratare la pelle. Per ottenere il massimo beneficio dall'avocado, combinarlo con miele e zucchero, o al gel di aloe vera con l'aggiunta di un cucchiaio di miele. Si applica una piccola quantità sulla pelle e si massaggia delicatamente.

10. Acqua

L'acqua è l'elemento per eccellenza per l'idratazione di tutti i tessuti del nostro corpo. Non bevendo abbastanza acqua, la pelle può diventare disidratata e apparire rugosa e spenta. A volte, anche bevendo un semplice bicchiere d'acqua, sembra che la pelle ne tragga un grande beneficio. Si dovrebbero bere almeno due litri di acqua al giorno, aumentando la quantità in estate e qualora si eseguano lavori impegnativi.

8

Come trattare la rosacea e il rossore sul viso con metodi naturali

La rosacea e il rossore sulla pelle del viso possono colpire chiunque, si rendono fin troppo evidenti e, oltre a essere fastidiosi, sono antiestetici. Poiché la rosacea è una delle condizioni più visibili, molte persone desiderano trattarla il più rapidamente possibile, ma purtroppo sono disturbi che richiedono tempo e impegno. Alcuni di questi metodi naturali possono essere utili per contrastare questi fastidi, o addirittura curarli.

1. Fiocchi d'avena

Ancora una volta, l'avena si rende protagonista indiscussa per il trattamento anche di questi fastidi. La farina d'avena è nota da tempo per le sue proprietà lenitive su una varietà di condizioni della pelle. Ha effetti anti-infiammatori ed è sia purificante che idratante.

Un modo semplice per trarre vantaggio da questo rimedio è quello di immergere l'avena appena macinata in una quantità d'acqua sufficiente per raggiungere la consistenza desiderata. Poi si applica il composto sul viso e lo lascia riposare per 10 minuti prima di sciacquarlo.

2. Probiotici

Potrebbe sembrare strano, ma l'assunzione di probiotici può influenzare la rosacea e il rossore sul viso; infatti la buona salute dell'intestino è alla base della vitalità di gran parte del nostro corpo e dei suoi numerosi sistemi. È sempre buona norma cercare un integratore probiotico di alta qualità e prenderlo regolarmente per poter vedere un miglioramento delle condizioni della pelle.

Quando si ha a che fare con problemi di salute enterica, il rivestimento dell'intestino può perdere le tossine e rilasciarle in tutto il corpo. Questo porta inesorabilmente all'infiammazione, anche della pelle.

Migliorando la salute dell'apparato digerente attraverso l'uso dei probiotici, è possibile interrompere questo processo.

3. Aceto di sidro di mele

Ci sono diversi problemi di salute che possono essere trattati attraverso il consumo di aceto di sidro di mele, e la rosacea è uno di questi.

Consumare due cucchiai di aceto di sidro di mele mescolato in acqua, mattina e sera. L'aceto di sidro di mele bilancia il pH del corpo e si dovrebbero notare i primi risultati a partire da circa 6-8 settimane dall'inizio di questo trattamento.

4. Tisana alla camomilla

Un altro rimedio naturale per la rosacea e per alleviare la pelle arrossata del viso è l'uso a livello topico di una delle erbe più popolari al mondo: la camomilla. Basta ripassare un paio di bustine di camomilla in due tazze di acqua calda, conservare in frigorifero finché non diviene fredda, quindi applicare sul viso con una salvietta. Continuare ad applicare la tisana fino a quando non si avverte un miglioramento.

5. Lavanda

L'olio essenziale di lavanda è un ottimo metodo per dare sollievo a chi soffre di rosacea. Si mettono alcune gocce su un batuffolo di cotone e si tampona sulla zona del viso da trattare. Assicurarsi di acquistare un olio essenziale di alta qualità, questo è sempre importante.

6. *Libera* la tua dieta dalle intolleranze alimentari

Quando il corpo non riesce a processare correttamente certi cibi a causa di un'intolleranza, può causare la sindrome dell'intestino permeabile, che porta a un'infiammazione diffusa come descritto poc'anzi riguardo le tossine. Quando si elimina dalla dieta qualsiasi cibo compromettente e di conseguenza le sostanze irritanti, si avrà un miglioramento della salute dell'apparato digerente promuovendo così la guarigione di tutto il corpo. Sostituire quindi gli alimenti rimossi con quelli più salutari, come frutta, verdura e grassi nobili. La rosacea è difficile da gestire, ma non è una condanna a vita. Attraverso l'uso di questi metodi naturali, si possono migliorare le condizioni generali della pelle di tutto il corpo. Provare alcuni di questi metodi oggi e vedere la differenza che porterà domani.

9

Trattare gomiti e talloni screpolati in modo naturale

Gomiti e talloni secchi e screpolati sono un disturbo comune, soprattutto quando si vive in un clima secco. Queste parti del nostro corpo sono soggette al logoramento della pelle per cui il danno si manifesta più facilmente. Per fortuna, ci sono molti modi in cui si possono trattare gomiti e talloni senza spendere tanto e soprattutto in poco tempo. Ecco alcune idee per iniziare a levigare la pelle, anche su queste parti del corpo che sono spesso trascurate.

1. Scopri le tue cattive abitudini

C'è una ragione per cui i gomiti e i talloni potrebbero soffrire di questo disturbo. Alcune cose che facciamo possono contribuire a *spogliare* la pelle, in queste aree, della loro salute. Ad esempio, appoggiarsi sui gomiti per ore, seduto a una scrivania, può danneggiare il tessuto. Una posizione prolungata può danneggiare la pelle dei talloni. Si potrebbe non essere in grado di eliminare completamente queste abitudini malsane ma si può cercare di minimizzarle il più possibile.

2. Scrub fatto in casa

Un ottimo modo per reidratare queste zone spesso trascurate è attraverso lo scrub per il corpo. Non è necessario acquistare formule costose e spesso gremite di sostanze chimiche. Basta combinare una varietà di sostanze come zucchero, sale, olio d'oliva e oli essenziali per creare una miscela unica che ammorbidisce i gomiti e i talloni più aridi.

3. Oli naturali

Esistono diversi oli ricchi di nutrienti che ammorbidiscono la pelle e che possono essere applicati sulle zone colpite. Alcuni di questi, come l'olio extravergine di oliva, l'olio di cocco, l'olio di canapa e l'olio di argan, sono una ricca fonte per ottenere una serie di benefici. Questi oli naturali lubrificano la pelle lasciandola naturalmente morbida, anche su parti del corpo normalmente più ruvide.

4. Buccia di banana

Questo può apparire non convenzionale e sembrare un po' strano, ma è un modo naturale per trattare le parti del corpo più trascurate. Le banane contengono grandi quantità di vitamine e minerali, e questo, in combinazione con le loro proprietà antibiotiche e antimicotiche, può essere utile per migliorare la pelle secca. Strofinare la buccia interna di banana sui gomiti e sui talloni massaggiando con un movimento circolare.

5. Idratare dall'interno

Quando la pelle è estremamente secca, molto spesso il problema può provenire dall'interno. Con la tendenza delle diete a basso contenuto di grassi che hanno travolto, o stravolto, la società, molte persone non assumono abbastanza oli e grassi di alta qualità. Assicurarsi perciò di consumare una buona dose di grassi sani, come quelli delle noci, semi, olio d'oliva, avocado e pesce. Il grasso nobile non fa ingrassare ma, al contrario, aiuterà ogni funzione del sistema corporeo a funzionare meglio.

I talloni e i gomiti sono la parte del nostro corpo ad avere la pelle più secca. Questi rimedi naturali possono migliorarne l'elasticità e la lubrificazione. Provarli per avere gomiti e talloni sempre idratati e levigati.

10

Olio di cocco

In passato, l'olio di cocco non ha goduto di una buona reputazione a causa della sua pericolosità per la salute cardiovascolare. Infatti l'olio di cocco è una delle più ricche fonti di grassi saturi, con circa il 90% di calorie sviluppate proprio da essi. È questa sua caratteristica che, a livello alimentare, lo rende un po' pesante perché andrebbe ad aumentare il fatidico colesterolo cattivo, nemico acerrimo delle arterie. Ma con il tempo questo mito sta andandosi a sfatare perché sembra che i suoi grassi non sempre sono poi così nocivi. La sua proprietà più importante è *l'acido laurico*, un importante acido grasso dalle proprietà antibatteriche, antivirali, antimicrobiche e antifungine. Ma, al di là del suo uso interno, l'olio di cocco è considerato uno degli alleati più preziosi per la nostra pelle, che ci aiuterà a mantenerla luminosa e naturale.

Perché usare l'olio di cocco invece di una lozione commerciale?

La maggior parte degli idratanti commerciali danno la sensazione che la pelle sia nutrita e idratata grazie all'acqua contenuta nella loro composizione, ma non appena l'acqua si asciuga, la pelle torna secca e disidratata. Molti di questi idratanti contengono ingredienti a base di petrolio che, a lungo andare, intaseranno i pori della pelle.

Tuttavia, l'olio di cocco può fornire alla pelle una pulizia più profonda. Aiuterà a rafforzare i tessuti primari rimuovendo eventuali cellule morte in eccesso sulla superficie, che possono rendere la pelle ruvida e squamosa.

L'olio di cocco può risolvere molti problemi. Può lenire punture di insetti, trattare qualsiasi tipo di eruzione cutanea, liberarsi della pelle squamosa, rimuovere facilmente e delicatamente qualsiasi trucco per gli occhi, ammorbidire e idratare le rughe, riparare i danni provocati dal sole, e può mantenere l'abbronzatura più a lungo.

Infine, può guarire la pelle più velocemente. Questo perché l'olio di cocco ha acidi grassi a catena media che si assorbono rapidamente attraverso i pori, elargendo nutrimento ed energia immediata. Questo processo fornisce alla pelle tutta l'efficienza di cui ha bisogno per guarire e mantenersi perfetta.

Benefici dell'olio di cocco

* L'olio di cocco ha dimostrato proprietà antibatteriche e antimicotiche, antivirali e antifungine.

* Può aiutare a curare l'acne; uccide i batteri che causano le imperfezioni della pelle.

* L'olio di cocco può essere applicato anche come deodorante e usato per rimuovere qualsiasi odore del corpo.

* Miscelato con poche gocce di olio essenziale di bergamotto, l'olio di cocco può idratare le labbra screpolate e risanare le lacerazioni causate dal freddo rigido.

* L'olio di cocco è un elemento naturale e non contiene sostanze.

* La vitamina E contenuta nell'olio di cocco è nota per il suo contributo a lenire la psoriasi e l'eczema.

* Ci sono tre acidi grassi preziosi presenti nell'olio di cocco: l'acido caprico, l'acido laurico e l'acido caprilico. Questi tre elementi collaborano alla guarigione della candida, che è una causa comune di infezioni fungine nella pelle.

* L'olio di cocco può essere usato come una crema, o meglio come una barriera per prevenire le irritazioni da pannolino.

* L'olio di cocco, con un uso frequente e costante, può aiutare a schiarire le macchie dell'età.

* Aiuta a prevenire le smagliature durante la gravidanza, massaggiandolo sul ventre tutte le sere prima di andare a letto.

* Se usato regolarmente sulla pelle, l'olio di cocco associato a un'alimentazione sana, può eliminare la cellulite.

* Può aiutare a lenire il prurito della varicella e dell'edera velenosa.

* L'olio di cocco, se applicato sulle cuticole, può velocizzare la crescita delle unghie.

Per i migliori risultati

Per il viso, applicare sulla pelle come qualsiasi altra crema idratante. Usarne solo una piccola quantità per circa due volte alla settimana. Pulire dopo due minuti dall'applicazione e, se dovessero verificarsi irritazioni, interrompere il trattamento. Se non si riscontrano problemi, iniziare ad applicare su tutto il corpo e lasciare agire per tutta la notte. Nonostante abbia una consistenza grassa, si assorbe rapidamente.

Conclusioni

Questo breve manuale di bellezza ma anche di buona salute non è solo una guida preventiva, ma mette in evidenza quanto ciò che è naturale, e a portata della nostra cucina, possa contribuire a migliorare la nostra salute, miglioramento che si rispecchia sulla nostra pelle facendoci apparire molto più giovani ed energici.

La nostra pelle ha una sola parola d'ordine: pulizia. Mantenerla pulita permette ai pori di farla respirare e questo, a volte, non è sufficiente con una semplice detersione con acqua e sapone. Lo scrub è importante ed effettuarlo periodicamente e con costanza può portare a benefici inaspettati. Liberare la pelle da tutto ciò che la soffoca garantisce il massimo assorbimento delle sostanze nutritive, e questo vuol dire ritrovarsi con una pelle sempre ben nutrita, giovane, e luminosa.

Indice